L'INSUFFISANCE HÉPATIQUE

SANS ICTÈRE

DANS LA PNEUMONIE

(Communication faite au VIe Congrès français de Médecine.)

PAR

Le Docteur J. PICOT

Professeur de clinique médicale à la Faculté de Bordeaux.

TOULOUSE

IMPRIMERIE ET LIBRAIRIE ÉDOUARD PRIVAT

45, RUE DES TOURNEURS, 45

—

1902

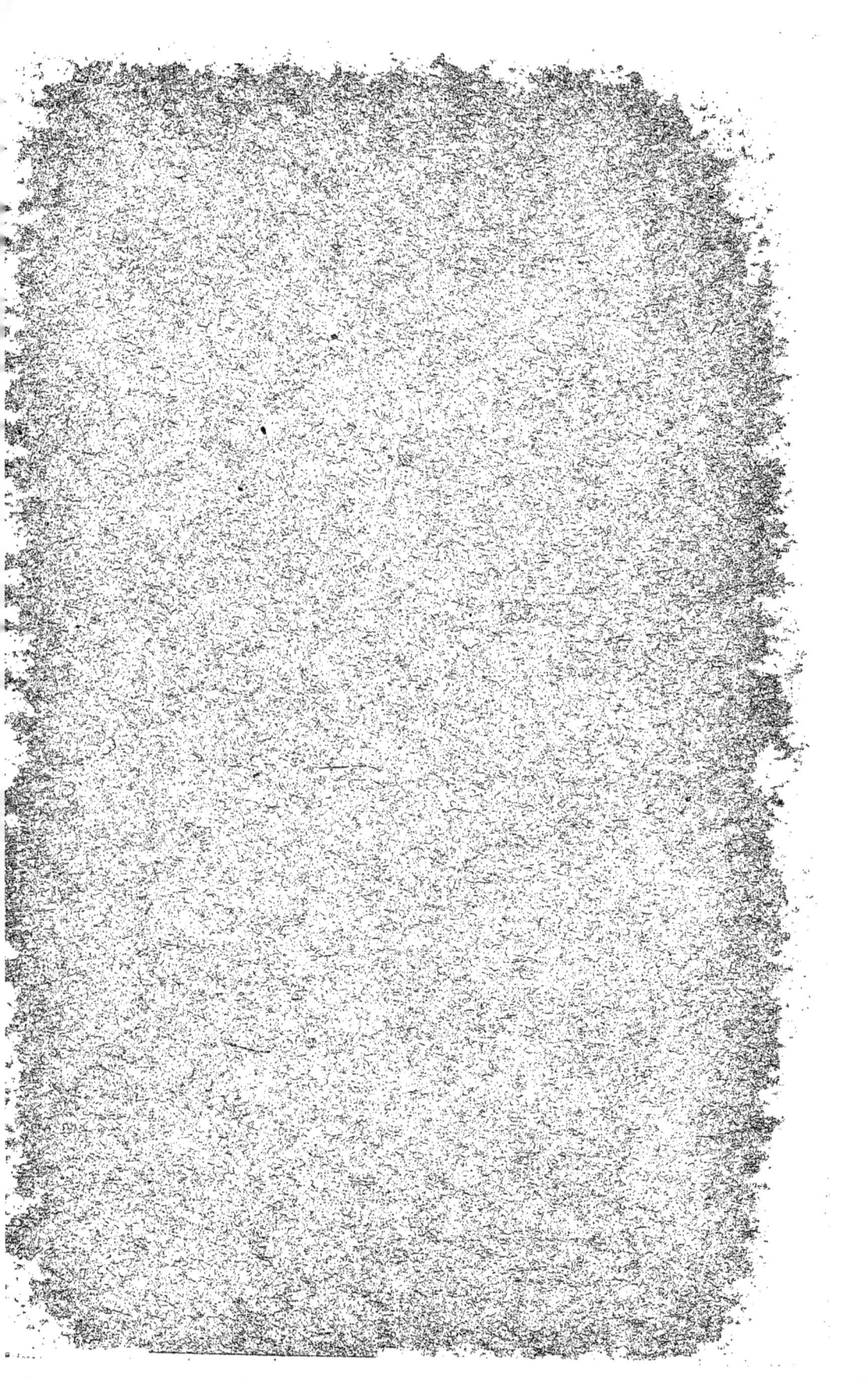

L'INSUFFISANCE HÉPATIQUE

SANS ICTÈRE

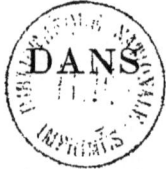

DANS LA PNEUMONIE

(Communication faite au VIᵉ Congrès français de Médecine)

PAR

Le Docteur J. PICOT

Professeur de clinique médicale à la Faculté de Bordeaux.

TOULOUSE

IMPRIMERIE ET LIBRAIRIE ÉDOUARD PRIVAT

45, RUE DES TOURNEURS, 45

1902

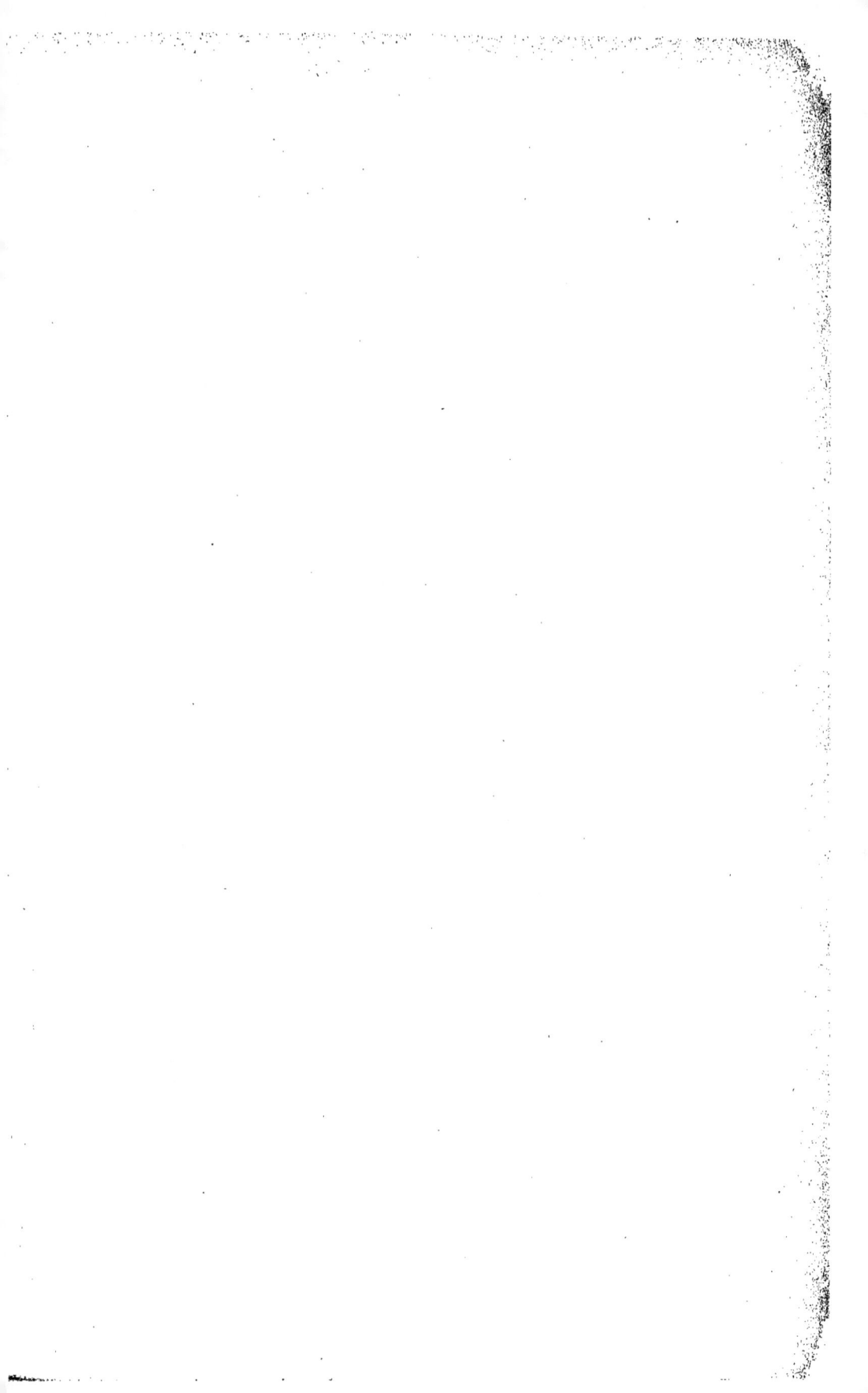

L'INSUFFISANCE HÉPATIQUE

SANS ICTÈRE

DANS LA PNEUMONIE

Ce n'est pas d'aujourd'hui que l'attention a été appelée sur l'état du foie dans la pneumonie. Les grands cliniciens du siècle dernier, qui ont décrit la pneumonie bilieuse, ont étudié les altérations du foie au cours de la pneumonie et cherché surtout une explication à l'ictère qui accompagne cette affection. Bianchi et Stoll, Bouillaud, Béhier, Grisolle, Monneret, pour ne citer que les auteurs les plus connus, émirent de nombreuses hypothèses sur la pathogénie de cet ictère; mais, ne connaissant pas ce que nous appelons aujourd'hui l'insuffisance hépatique, ils ne se sont pas occupés des troubles que peut déterminer cette insuffisance alors que les malades ne sont pas ictériques.

Or, comme l'a très bien dit M. Alphonse Grenet dans sa thèse de 1899, « dans la pneumonie lobaire franche, le foie peut être lésé soit d'une façon durable et présenter des lésions anatomiques constatables macroscopiquement ou microscopiquement, soit d'une façon passagère. Il s'agit alors de simples troubles disparaissant avec l'infection pulmonaire », et que révèlent au clinicien différents symptômes du côté du foie, du côté de la sécrétion urinaire et souvent aussi du côté du système nerveux. Ces symptômes, comme nous le verrons par les observations rapportées dans ce travail, peuvent être légers, graves ou très graves et mortels, et nous pouvons dire que l'insuffisance hépatique est elle-même légère, grave, très grave et mortelle.

Avant toute chose, il nous faut dire que le foie n'est pas forcément et toujours intéressé dans la pneumonie. Sans doute, bon nombre d'auteurs ont signalé l'augmentation du volume du foie dans la pneumonie (Grisolle, Barth, Netter et autres), tant chez l'adulte que chez l'enfant (Comby). Mais Jurgensen a cependant écrit que le foie ne prend aucune part au processus pneumonique et M. Lépine avance qu'il n'est pas facile de constater des modifications notables du côté du foie ou des reins. Tordeus, toutefois, signale la tuméfaction du foie au cours de la pneumonie et pense que cette tuméfaction est d'autant plus grande que la pneumonie est elle-même plus étendue. Il dit aussi que le foie augmente de volume seulement après la crise, alors que la fièvre est tombée et que le malade entre en convalescence. Nous verrons par nos observations ce qu'il faut penser de cette assertion. Pour Tissier, « le foie, pour n'être pas très altéré d'ordinaire du fait même de la pneumonie, n'en subit pas moins un certain contre-coup. C'est ainsi qu'on a noté la congestion de l'organe se traduisant pendant la vie par une augmentation de volume. » M. Grenet, sur trente cas de pneumonie dont les sujets n'avaient présenté aucun indice d'une intoxication quelconque ayant pu retentir sur le foie, en a trouvé dix chez qui le foie était augmenté de volume et sensible à la pression. Pour lui, comme pour M. Gilbert, l'augmentation de volume ne se produit pas dès le début de la maladie, mais bien vers le troisième ou le quatrième jour ; elle disparaît au moment de la convalescence.

Il résulte donc de ces citations que le foie est loin d'être toujours mis en cause pendant la pneumonie, qu'il ne paraît être atteint que dans le tiers des cas, et je puis ajouter que l'étendue de la lésion pulmonaire n'entre pas en ligne de compte pour déterminer l'insuffisance hépatique. Alors même qu'il y a pneumonie double, le foie ne devient pas forcément malade et l'affection peut évoluer jusqu'à la terminaison sans qu'aucun symptôme se manifeste vers la glande hépatique. L'observation suivante, à laquelle je pourrais en ajouter plusieurs autres, établit bien cette vérité :

Le nommé Gabriel C..., âgé de dix-neuf ans, manœuvre, est entré à la clinique (salle 15, n° 30) le 27 janvier 1902. C'est un jeune homme dont le père, alcoolique, est mort il y a peu de temps, dont la mère est souvent malade (bronchites?) et qui n'a jamais eu d'autre maladie qu'une variole bénigne à l'âge de cinq ou six ans. Huit jours avant son entrée, il a eu un refroidissement qui a été bientôt suivi d'une violente céphalalgie ; puis est survenu un vomissement et un frisson et il a été obligé de s'aliter. Dès le lendemain, le point de côté et la toux sont survenus ; il y a eu expectoration assez abondante de crachats rouillés, puis sanguinolents. Pendant huit jours, les choses ont continué de la sorte ; puis le malade, voyant que sa situation ne s'améliorait pas, se décida à entrer à l'hôpital, où je l'ai examiné le 27 janvier.

Le malade est rouge, congestionné. Il est notablement gêné pour respirer. T., 39o2. P., 102. R., 28. A gauche, on trouve les signes non douteux d'une vaste pneumonie occupant, tant en avant qu'en arrière, toute l'étendue du poumon. Exagération des vibrations thoraciques, matité presque complète, souffle tubaire aux deux temps, bronchophonie sans égophonie. A droite, la sonorité est normale, mais il y·a de nombreux râles muqueux et sibilants tant à l'inspiration qu'à l'expiration. Les urines sont rares (440 c. c. par 24 heures), chargées d'urates, mais on n'y trouve ni sucre, ni albumine, ni urobiline, ni indican ; la réaction d'Hay est négative. Soir : T., 39o4. Pouls, 102. R. 28.

28 janvier. — Matin : T., 39o4. P., 108. R., 30. Dans le poumon gauche, en avant, on perçoit de nombreux râles crépitants et sous-crépitants ; le souffle a presque totalement disparu dans cette région. Il persiste en arrière aux deux temps, ainsi que la matité. A droite, dans la fosse sus-épineuse et la moitié de la hauteur de la fosse sous-épineuse, sub-matité très prononcée. Souffle tubaire aux deux temps. Il est évident qu'un noyau de pneumonie s'est développé dans cette région. Urines (600 c. c.) chargées d'urates. Réaction d'Hay négative. Soir : T., 38o8. P., 100. R., 24.

29 janvier. — Matin : T., 37o8. P., 80. R., 20. La résolution a commencé franchement dans toute l'étendue du poumon gauche. Le souffle a disparu en avant ; en arrière, on l'entend encore mais très affaibli et au milieu de nombreux râles crépitants et sous-crépitants. Urines (900 c. c.) absolument normales. Le foyer de pneumonie à droite persiste. Soir : T., 37o4. P., 80. R., 20.

30 janvier. — L'amélioration s'accentue de plus en plus. Dans le poumon gauche on entend, du haut en bas, le murmure vésiculaire mélangé de quelques râles sous-crépitants rares et disséminés. A droite, le foyer pneumonique est aussi en voie de résolution ; le souffle a disparu ; quelques râles sous-crépitants fins. Matin : T., 36o8. P., 68. R., 16. Soir : T., 37o. P., 72. R., 16. Urines (1,200 c. c.) normales.

31 janvier. — La guérison est obtenue. Il n'y a plus de fièvre ; les deux poumons sont libres partout. Quelques gros râles muqueux çà et là. Urines (1,500 c. c.) normales.

La guérison ne s'est pas démentie et le malade a pu être dirigé vers l'hospice des convalescents le 5 février.

Comme je l'ai dit plus haut, quand le foie est frappé, l'insuffisance hépatique peut être légère, grave, très grave et mortelle.

Dans le cas d'insuffisance légère, on constate ordinairement, vers le troisième jour après le début, une augmentation de volume du foie qui peut déborder de trois à quatre travers de doigt les fausses côtes et qui recouvre la région épigastrique. Les urines présentent des signes précis. Le plus important pour le clinicien, celui qui appelle l'attention sur le foie et qui, en raison de la grande facilité de sa recherche, rend les plus grands services, est la réaction d'Hay, la précipitation au fond du verre à expérience plein d'urine de la fleur de soufre que l'on a étalée à la surface du liquide. Cette réaction indique très nettement le trouble des fonctions hépatiques et est le plus souvent en rapport avec la présence de l'urobiline, ou des sels, ou des pigments biliaires. Dans les urines de cette forme légère de l'insuffisance hépatique, on ne trouve pas de sels ni de pigments biliaires, mais il y a de l'urobiline et il peut y avoir aussi de l'albumine en petite proportion. Ces modifications de la sécrétion urinaire ne disparaissent pas avec la chute de la fièvre, ni même avec la résolution de la lésion anatomique. Elles peuvent persister pendant plusieurs jours et même pendant la crise urinaire. Alors que les malades rendent 2,000 c. c. et plus encore d'urine en vingt-quatre heures, on trouve la réaction d'Hay et l'urobilinurie. Ces faits très importants, comme il est facile de s'en rendre compte, prouvent bien que les troubles fonctionnels du foie dans ces cas ne sont liés ni à l'élévation de la température, ni à la lésion pulmonaire, mais que, selon toute probabilité, ils proviennent de l'infection générale. Je reviendrai sur cette question. Généralement, le foie commence à diminuer de volume quand vient la résolution de la pneumonie ; mais il lui faut ordinairement deux jours pour être revenu à son état normal. Dans cette forme, on ne constate aucun symptôme général en rapport avec le trouble des fonctions hépatiques. L'observation suivante est un exemple de cette insuffisance légère du foie dans la pneumonie.

Jean H..., âgé de vingt-trois ans, employé d'hôtel, est entré à la clinique le 6 janvier 1902. Ses antécédents héréditaires et personnels sont suspects, car il nous apprend que son père est mort d'une maladie de poitrine et que, lui-même, il aurait eu, à l'âge de dix ans, une pleurésie, mais il ne se rappelle plus de quel côté. Cette pleurésie aurait guéri en une vingtaine de jours. Depuis lors, il s'enrhume une ou deux fois tous les hivers. Sa mère se porte bien.

Il se dit malade depuis quatre jours et nous raconte que sa maladie a débuté par un violent point de côté siégeant au niveau de l'angle inférieur de l'omoplate gauche et s'irradiant jusque sur la partie antérieure du thorax. Malgré cette douleur, il s'est levé pour se rendre à son travail; mais il a été obligé de rentrer chez lui et de se mettre au lit. Dans cette journée, il n'a pas beaucoup toussé, ni pour ainsi dire pas craché, mais a vomi à plusieurs reprises. Il aurait eu aussi un frisson en se couchant. Le lendemain, il avait une forte fièvre, toussait et expectorait des crachats rouillés. Le médecin qui l'a vu lui a fait appliquer des ventouses sur le côté malade; puis, voyant que son état restait grave, il l'a engagé à entrer à l'hôpital. Le soir de son entrée, sa température était de 39º6.

Le 7 janvier, le malade a été examiné. Il se plaint toujours de son point de côté, qui cependant, dit-il, a un peu diminué. Sa respiration est douloureuse et rapide : 28. Le thermomètre marque 39º1; le pouls donne 84. Il y a de la toux et une expectoration visqueuse adhérente au vase et rouillée. Dans l'hémithorax gauche, on trouve, en avant, une certaine diminution de la sonorité, des vibrations thoraciques un peu exagérées et de la diminution du murmure vésiculaire. En arrière, avec des vibrations fortes, on trouve de la submatité du haut en bas, du souffle tubaire très fort aux deux temps de la respiration, de la bronchophonie. Tout à fait au sommet existent des râles crépitants et sous-crépitants fins. Pas de pectoriloquie aphone. Dans le poumon droit, il n'y a rien à signaler, si ce n'est une respiration exagérée, supplémentaire. Langue saburrale; pas de diarrhée.

L'examen du foie signale une augmentation de volume de cet organe. Son bord supérieur est situé à 0m05 au-dessous du mamelon, mais son bord inférieur déborde de trois à quatre travers de doigt le rebord des fausses côtes. Voici, du reste, les diamètres de l'organe :

	Ligne axillaire..............	0m11
	— mamelonnaire.........	0m11 1/2
Diamètres verticaux :	— sternale droite........	0m08
	— médiane..............	0m07
	— sternale gauche........	0m06
Diamètre horizontal...............................		0m28

Ce foie recouvre la région épigastrique et s'avance dans l'hypochondre gauche. Du sang retiré par ponction de ce foie ne contient pas de pneumocoques.

Les urines donnent nettement la réaction d'Hay : le soufre tombe rapidement, presque instantanément, au fond du verre. Elles sont rares. 800 grammes seulement dans les vingt-quatre heures, contiennent de l'urobiline et des traces d'albumine, mais on n'y trouve pas de sucre. La proportion d'urée est de 35 grammes par litre. Le soir : T., 38º4. P., 80. R., 20.

8 janvier. — La défervescence fébrile paraît faite. Matin : T., 36º8. P., 62. R., 20. Cependant, les symptômes physiques restent les mêmes, et il n'y a aucun indice de résolution dans le bloc pulmonaire. Le point de côté persiste, quoique très atténué. Le foie reste sensiblement le même. Les caractères des urines ne se sont pas modifiés. Réaction d'Hay positive, traces d'albumine, urobiline. Soir : T., 36º6. P., 62. R. 20.

9 janvier. — La défervescence est complète. Le malade se sent mieux; le point de côté a disparu et cependant il n'y a encore aucun signe de résolution de la lésion. Matin : T., 36º4. P., 64. R., 20. Le foie reste gros. Les urines conservent les mêmes caractères, mais sont plus abondantes : 1,200 grammes par vingt-quatre heures. Soir : T., 36°4. P., 58. R., 20.

10 janvier. — Matin : T., 36°4. P., 66. R., 18. La résolution de la pneumonie commence. Bien que le souffle tubaire persiste, il est très notablement diminué, et, en même temps que lui, on perçoit des râles crépitants et sous-crépitants fins, çà et là, dans le poumon. Le foie diminue de volume. Voici ses diamètres :

	Ligne axillaire..............	0m10
	— mamelonnaire.........	0m10 1/2
Diamètres verticaux :	— sternale droite........	0m07
	— médiane..............	0m06
	— sternale gauche.......	0m05
Diamètre transversal.		0m25

Les urines ont encore augmenté : 1,500 grammes. Elles donnent toujours la réaction d'Hay et contiennent encore de l'urobiline, mais l'albumine a disparu. Ces urines contiennent 41gr50 d'urée par litre.

Le soir, l'état du poumon s'est considérablement modifié. On ne trouve plus de souffle tubaire et l'organe présente de nombreux râles sous-crépitants fins et des râles muqueux disséminés çà et là. T., 36°8. P., 70. R., 18.

11 janvier.— Matin : T., 36°2. P., 58. R., 16. Le malade se dit très bien. On entend le murmure vésiculaire mélangé de râles muqueux. Quelques râles sous-crépitants encore à la base. La sonorité est revenue. Le foie ne déborde plus les fausses côtes; il a repris son volume normal. Les urines (2,000 gr.) contiennent 40 grammes d'urée par litre et encore de l'urobiline. La réaction du soufre reste positive. Le malade, jusque-là soumis au régime lacté, demande à manger; mais, en raison de l'état des urines, l'autorisation ne lui est pas accordée. Soir : 36°2. P., 58. R., 16. La guérison est totale. Rien au poumon. Foie normal. Urines (1,800 c. c.) contenant 30gr10 d'urée par litre. Plus d'urobiline. Réaction d'Hay, négative. On autorise l'alimentation solide : œufs, potages au lait.

Cette guérison ne s'est pas démentie.

La forme grave se signale surtout par des troubles importants du côté du système nerveux. Comme la précédente, elle s'annonce par des modifications dans la sécrétion urinaire, indices de l'insuffisance hépatique. C'est la réaction d'Hay se montrant presque au début de la maladie et se faisant avec une très grande rapidité; c'est l'urobilinurie, c'est l'albuminurie, et dans les deux cas que j'ai observés de cette forme, j'ai trouvé également la glycosurie. L'albuminurie est ordinairement minime, ainsi que la glycosurie; cependant, on peut trouver 1 gramme d'albumine et 5 à 6 grammes de glycose par litre. Le foie augmente de volume vers le deuxième ou le troisième jour après le début; il peut dépasser le rebord des fausses côtes de trois, de quatre et même de cinq travers de doigt; le plus souvent, il est douloureux à la pression. Cette augmentation de volume persiste pendant toute la durée de la maladie, même après la chute de la fièvre et jusqu'à la complète résolution de la lésion pulmonaire. Il en est de même des modifications chimiques de l'urine. C'est la réaction d'Hay qui disparaît en dernier lieu, au moment où les malades entrent en convalescence.

Les troubles du côté du système nerveux ont une grande importance dans cette forme. Ils consistent en un délire d'abord tranquille et d'ordre professionnel. Pendant douze, quinze heures, les malades parlent de leur profession, se croient en train de l'exercer, puis, après ce temps, le délire en question s'aggrave. Les malades crient presque constamment; ils veulent quitter leur lit, sortir de leur chambre, aller où les appellent leur profession. Souvent même ce délire devient furieux, et les sujets menacent les personnes qui les entourent. Le délire en question est indépendant de la fièvre pneumonique. Chez les deux sujets que j'ai observés, il ne s'est manifesté qu'après la chute de la température et, par conséquent, il ne saurait être rapporté à cette fièvre. Il est de même indépendant de la lésion anatomique et de l'étendue de cette lésion. Chez l'un de mes malades, il a commencé en même temps que commençait la résolution; chez l'autre, il s'est manifesté alors que la lésion était complètement résolue. Il dure deux, trois jours et disparaît graduellement en même temps que l'on remarque la disparition progressive des modifications chimiques de la sécrétion urinaire. Il est donc bien un indice d'auto-intoxication en rapport avec l'insuffisance hépatique.

Les deux observations suivantes sont de frappants exemples de cette forme grave de l'insuffisance hépatique dans la pneumonie.

Le nommé Jean M..., âgé de trente-huit ans, est entré dans mon service de clinique le 13 décembre 1901. Le 10 décembre, à quatre heures et demie du soir, il avait reçu une violente contusion sur la partie antérieure de la poitrine; il avait reçu une benne à transporter le charbon en pleine poitrine; le choc l'avait renversé, mais toutefois, après une demi-heure de repos, il avait pu reprendre son travail pendant une heure. La nuit fut mauvaise; le malade souffrait beaucoup de sa poitrine, avait des envies de tousser et une céphalalgie légère. Il n'eut cependant ni vomissements ni expectoration. Le lendemain, il eut un frisson assez violent avec claquement de dents et toussa toute la journée. Il en fut de même la nuit et dans la journée suivante. Aussi, ne sentant aucune amélioration, se décida-t-il à entrer à l'hôpital le 13 décembre, troisième jour de sa maladie. A son entrée, dans l'après-midi, la température était de 39o8.

L'examen fut pratiqué le 14 au matin. Le malade est très gêné pour respirer, les deux pommettes sont rouges. T., 37o1. P., 80. R., 28. Le malade se plaint de céphalalgie et d'une douleur vive tout le long du côté droit de la poitrine. L'examen physique donne : à droite, diminution de l'ampliation thoracique, exagération des vibrations, diminution très marquée de la sonorité en avant et en arrière dans les fosses sus et sous-épineuses et jusqu'à trois travers de doigt au-dessus de la base. Aucun râle, aucun frottement ; bronchophonie et pectoriloquie aphone. A gauche, respiration exagérée tant en avant qu'en arrière, léger souffle tubaire tout à fait à la base, mais paraissant le retentissement du souffle du côté droit. Rien à l'auscultation. Le malade expectore quelques crachats rouillés et très visqueux, caractéristiques par conséquent de la pneumonie.

Le cœur est tout à fait sain, son rythme est absolument régulier.

Le foie est un peu augmenté de volume ; il déborde les fausses côtes d'un centimètre et demi, et on le sent très bien à la palpation. Il ne paraît pas douloureux. Le malade ne présente pas la plus légère teinte ictérique.

La rate est aussi un peu grosse ; on peut la limiter à la percussion, et on lui trouve 8 centimètres dans le sens vertical et 8 centimètres dans le sens transversal.

L'examen des urines fut particulièrement intéressant. Ces urines donnaient une réaction d'Hay immédiatement positive. A peine le soufre était-il déposé à la surface du liquide qu'il tombait en pluie au fond du verre et très rapidement. Le dépôt de soufre fut fait après la filtration des urines, qui étaient chargées d'une forte proportion d'urates. L'analyse en fut faite par M. Soulard, pharmacien-adjoint de l'hôpital Saint-André. Ces urines donnèrent par litre 25 gr. 60 d'urée, des traces d'albumine, de l'urobiline, 0gr42 de glycose ; elles ne contenaient pas de pigments biliaires. Leur quantité est d'un litre et quart.

En face de cet état qui révélait, au cours de cette pneumonie, un trouble certain dans les fonctions du foie, caractérisé par la réaction d'Hay, par l'urobilinurie, la glycosurie et même l'albuminurie, j'ai insisté auprès de notre malade au sujet de son genre de vie, de ses antécédents morbides antérieurs et de ses antécédents familiaux. Le résultat de ces recherches a été négatif ou à peu près. Son père est mort à soixante-quatorze ans, sa mère à quarante-quatre ans, mais il ne sait de quelle maladie. Il n'a eu lui-même qu'une névralgie faciale qui a duré un mois, il y a un an. Il n'est ni syphilitique, ni alcoolique, ni paludéen, et ne présente aucune tare pathologique ayant pu faire de son foie un *locus minoris resistenciœ*.

Le traitement a consisté dans l'expectation simple unie au régime lacté. Soir : T., 38o8. P., 88. R., 30. Le souffle tubaire a diminué d'intensité dans le tiers supérieur.

15 décembre. — Matin : T., 39o4. P., 92. R., 30. Le souffle est revenu aussi intense que la veille, et la pneumonie occupe toute la hauteur du poumon droit. Rien à gauche ; bon état du cœur. Les urines (1,100 c. c.) présentent les mêmes caractères, sauf que la glycose a augmenté (1gr10 par litre). Urobiline, albumine en petite proportion. Réaction d'Hay semblable. Soir : T., 39o8. P., 96. R., 32.

16 décembre. — Même état. Le foie est un peu plus volumineux ; il déborde les fausses côtes de trois travers de doigt. Le point de côté persiste. Langue saburrale, rouge à la pointe et sur les bords, mais humide. La rate reste stationnaire. Cependant, la défervescence commence. Matin : T., 37o8. P., 88. R., 30. Soir : T., 37o6. P., 88. R., 30. Pas de modification dans les urines.

Voici les dimensions du foie ce jour-là :

Ligne axillaire	....	0m10
— mamelonnaire	....	0m10
Diamètres verticaux : — sternale droite	....	0m05
— médiane	....	0m035
— sternale gauche	....	0m02
Diamètre transversal	....	0m265

Dans la nuit du 16 au 17, le malade a constamment déliré, malgré la chute de la fièvre. Son délire était un délire professionnel, le plus souvent tranquille ; mais vers le matin, il est devenu furieux. Le malade se levait à chaque instant, proférait des menaces ; on a été obligé de l'attacher dans son lit.

17 décembre. — Matin : T., 36o8. P., 80. R., 26. Le malade répond mal aux questions ; il délire légèrement. Cependant, non seulement la fièvre a cessé, mais dans toute l'étendue du poumon droit on constate une diminution très notable de l'intensité du souffle tubaire et des râles crépitants et sous-crépitants de retour. Le foie reste dans le même état ; pas d'ictère. La quantité d'urine a considérablement diminué : 250 grammes seulement dans les vingt-quatre heures. Réaction d'Hay positive ; présence de sucre, d'albumine, d'urobiline, comme les jours précédents. Soir : T., 37o1. P., 84. R. 28.

Dans toute cette journée du 17 et dans la nuit du 17 au 18, le malade a eu un délire furieux. Il a fallu l'attacher de nouveau dans son lit. Il poussait des cris, commandait des mouvements à des voitures imaginaires, croyait conduire des chevaux et voulait constamment se lever pour aller à son travail. Il n'a pas uriné depuis le 17 au matin et n'a rendu que 80 grammes d'urine rouge foncée épaisse dans la nuit, à deux heures du matin. Ces urines présentent toujours la réaction d'Hay.

18 décembre. — Matin : T., 37o6. P., 80. R., 28. La lésion pulmonaire continue à se résoudre. La sonorité est à peu près revenue sur toute la hauteur du poumon. A part une zone limitée en haut par la moitié de la fosse sous-épineuse et en bas par une ligne passant à deux travers de doigt au-dessous de l'angle inférieur de l'omoplate, où l'on trouve encore un souffle tubaire léger aux deux temps mélangé de quelques râles sous-crépitants et muqueux, le murmure vésiculaire existe partout. Le poumon gauche reste normal. Le malade n'a pas été à la selle depuis le 16 au soir; aussi l'abdomen est-il distendu par des gaz, surtout le gros intestin; aussi le foie est-il refoulé dans l'hypochondre droit, si bien que son bord supérieur, sur la ligne mamelonnaire, est à 2 centimètres 1/2 au-dessous du mamelon. Ce foie cependant semble avoir diminué de volume. Voici les dimensions que donne la percussion :

Diamètres verticaux :	Ligne axillaire..............	0m06
	— mamelonnaire.........	0m05
	— sternale droite........	0m045
	— médiane..............	0m01
Diamètre transversal.		0m20

Il ne dépasse plus la ligne médiane.

Dans la journée, le malade a rendu 400 grammes d'urine présentant toujours les mêmes caractères. Soir : T., 38°8. P., 90. R., 26. Huile de ricin; eau de Vichy.

19 décembre. — Matin : T., 37°. P., 76. R., 24. Le malade a encore déliré toute la nuit; au moment de l'examen, il est plus calme, mais non encore dans l'état normal. Son poumon redevient perméable; il n'y a plus de souffle, mais çà et là des râles sous-crépitants. Le malade est allé à la selle. Le foie est redescendu; son bord supérieur est à 4 centimètres 1/2 au-dessous du mamelon; son diamètre vertical sur la ligne mamelonnaire est de 0m07. Environ 600 grammes d'urine donnant la réaction d'Hay. Soir : T., 37°6. P., 76. R., 20.

20 décembre. — Matin : T., 37°5. P., 76. R., 20. Soir : T., 37°6. P., 76. R., 20. A la pointe de l'omoplate, sur l'étendue de la paume de la main, un peu de souffle à l'expiration; le murmure vésiculaire s'entend en même temps et dans tout le poumon. Même état du foie. Urines, 800 grammes. Réaction d'Hay positive. Ces urines contiennent 35 grammes d'urée par litre, des traces d'albumine, mais la glycose et l'urobiline ont disparu. Il n'y a pas de pigments biliaires. Le délire a complètement cessé.

21 décembre. — Matin : T., 37°4. P., 70. R., 20. Soir : T., 37°6. P., 70. R., 20. Le foie a repris sa situation et son volume normal. Son bord supérieur est à 0m06 au-dessous du mamelon; son bord inférieur, au niveau des fausses côtes. Une selle normale, spontanée; plus de tension de l'abdomen. Urines, 2,000 grammes. La réaction d'Hay est encore positive, mais elle se fait seulement après une heure. Ces urines contiennent 11gr70 d'urée par litre. Il n'y a plus ni albumine, ni sucre, ni urobiline.

22 décembre. — Matin : T., 37°1. P., 68. R., 18. Soir : T., 37°. P., 68. R., 18. La résolution de la pneumonie est complète. Urines, 2,000 grammes. Réaction d'Hay négative. Urée, 11 grammes par litre. Ni sucre, ni albumine, ni urobiline.

23 décembre. — Le malade va très bien. Température, pouls, respiration normaux. Il demande à manger. Langue bonne. Le foie ne présente plus rien à signaler; il a repris son volume et sa situation

physiologiques. Rien dans le poumon. Urines, 2,700 grammes, contenant 9 grammes d'urée par litre. Aucuns éléments anormaux. Réaction d'Hay négative.

Ce malade est encore resté dans mon service jusqu'au 26 décembre.
Il a été ensuite. envoyé, complètement guéri, à l'hôpital des convalescents.

Au mois de janvier 1900, j'ai été appelé à donner mes soins, de
concert avec mon collègue et ami, M. le professeur Moussous, à un
malade qui nous a présenté les symptômes graves de l'insuffisance
hépatique au cours d'une pneumonie. Ce malade est un homme de
quarante-quatre ans, ancien officier, d'une constitution très robuste,
ayant eu antérieurement quelques troubles des fonctions digestives
et une ou deux attaques de coliques néphrétiques. Il est d'une grande
sobriété, mais il est un descendant d'arthritiques ; son père était un
goutteux. Il était atteint d'une légère bronchite depuis quelques
jours, lorsque, le 27 décembre, ayant été obligé de passer une partie
de sa soirée dans une maison amie, non loin de sa demeure, il crut
pouvoir rentrer chez lui à pied. Il pleuvait et faisait froid ce soir-là.
Dans la nuit, il fut réveillé par une violente céphalalgie et un frisson
qui dura environ une demi-heure, puis survint, presque simultané-
ment, une douleur au côté droit de la poitrine et de la fièvre.

Le lendemain, il toussait et expectorait quelques rares crachats
rouillés. La température était à 39°; le pouls, à 100. Il n'y avait pas
de dyspnée pour ainsi dire. Mon collègue M. Moussous, qui fut
appelé, constata l'existence, vers l'angle inférieur de l'omoplate, d'une
région mate à la percussion au niveau de laquelle il trouva un souffle tubaire aux deux temps de la respiration. La lésion était peu
étendue, environ la hauteur d'une main et paraissait siéger à la partie supérieure du lobe inférieur droit. Partout ailleurs, dans ce
poumon, on entendait le murmure vésiculaire et quelques râles ron-
flants. Le poumon gauche était complètement sain. Il n'y avait rien à
signaler du côté des autres organes. Le soir, la fièvre persistait
(39°, P., 100) et l'état du poumon restait stationnaire.

Le lendemain, je fus appelé par mon collègue auprès du malade.
L'état restait sensiblement le même; toutefois, il y avait une légère
diminution de la fièvre (38°6. P., 92). Les urines étaient émises en
quantité normale; elles étaient chargées d'urates.

A notre visite du lendemain, nous trouvions la situation à peu
près semblable. T., 38°8. P., 100. R., 20. La lésion pulmonaire
persistait. De plus, en examinant le foie avec soin, nous le trouvâ-
mes augmenté de volume, débordant de trois travers de doigt les
fausses côtes, mais non douloureux à la pression. Les urines avaient
diminué (600 c. c. par 24 heures) ; elles étaient toujours rouges, chargées d'urates, et l'analyse y faisait constater 44 grammes d'urée par
litre, 0gr20 d'albumine, 2gr50 de glycose et de l'urobiline. Ne connaissant pas encore, à cette époque, la réaction d'Hay, je ne pus en
faire l'épreuve.

Pendant les trois jours qui suivirent, l'état pathologique se main-

tint semblable, tant au point de vue de la fièvre que de la lésion pulmonaire et de l'état des urines. Dans la nuit du quatrième jour
(sixième jour depuis le début), la défervescence fébrile survint si
bien, que le lendemain matin le thermomètre ne marquait plus que
36°8, le pouls était à 70. Les urines avaient augmenté (1,200 c. c.);
elles contenaient 36 grammes d'urée par litre, 8gr20 de glycose, 0gr80
d'albumine, de l'urobiline. Le foie était toujours volumineux. La
journée se passa dans un état satisfaisant, ainsi que la nuit; le malade se trouvait bien, se disait guéri; la fièvre n'avait pas reparu.
Le lendemain matin, septième jour, bien qu'il n'y eût pas de retour
de la fièvre et bien que la résolution de la pneumonie, commencée le
jour précédent, fût absolument complète, le malade était agité,
inquiet, parlait de ses années de service militaire et répétait les
mêmes phrases avec insistance. Les urines étaient abondantes
(1,500 c. c.), mais contenaient encore les mêmes éléments anormaux :
6gr50 de glycose, 0gr50 d'albumine, de l'urobiline. L'agitation aug-
menta dans la journée, si bien que, vers cinq heures du soir, sans
nouvelle poussée fébrile, le malade était en plein délire, cherchait à
chaque instant à se lever, demandait ses armes pour se rendre à
l'exercice. Il fallut le veiller toute la nuit à plusieurs personnes, et
son délire était devenu furieux.

Toute la journée et toute la nuit suivante ce délire persista aussi
violent, et ce ne fut que le lendemain matin, neuvième jour depuis le
début, que le calme survint progressivement. Ce matin-là les urines
étaient toujours abondantes (1,700 c. c.); il y avait 35 grammes
d'urée par litre ; l'urobiline, le sucre et l'albumine avaient disparu. De
son côté, le foie avait diminué de volume ; il ne débordait plus les
fausses côtes que de un travers de doigt. Les fonctions gastro-intes-
tinales étaient normales.

A partir de ce jour, tout rentra dans l'ordre. Deux jours après, il
n'y avait plus d'urobiline dans l'urine ; la maladie était guérie et le
sujet entrait en convalescence. Rien ne persista ultérieurement de
cette attaque d'insuffisance hépatique qui nous avait inspiré de sé-
rieuses inquiétudes à mon collègue et à moi.

La forme très grave et mortelle présente aussi comme caractères cliniques l'augmentation de volume du foie, les modifications chimiques de la sécrétion urinaire, les troubles du côté
du système nerveux. J'ai eu l'occasion d'observer deux cas de
cette forme. Le foie débordait les fausses côtes de trois à quatre
travers de doigt ; il était douloureux à la pression, et cette augmentation de volume fut observée le jour même de l'entrée des
deux malades à l'hôpital, le troisième jour après le début de la
pneumonie. Dans les urines qui donnaient la réaction d'Hay
d'une manière très rapide, il y avait de l'urobiline, de l'albumine en assez grande quantité (2gr50 par litre dans l'un des
cas), en petite proportion (traces dans l'autre), de la glycose (de

1 à 2 grammes). Cette augmentation de volume du foie, ainsi que les troubles urinaires indiquant l'insuffisance hépatique, étaient indépendants de l'étendue de la lésion pulmonaire, car, si chez une des malades il y avait une pneumonie double, chez l'autre la lésion était unique et n'occupait guère que le tiers du poumon droit.

Les troubles du côté du système nerveux qui se sont montrés ici pendant les deux ou trois derniers jours de la maladie ont été d'abord le délire, tranquille au début, plus violent ensuite, enfin le coma dans lequel les malades ont succombé.

Ici le foie a été lésé dans sa structure. Comme l'ont démontré les recherches histologiques, il a présenté des ectasies veineuses avec diapédèse leucocytique dans les espaces portes se propageant jusqu'à la périphérie des lobules et la diapédèse s'est même faite jusque dans les interstices des cellules hépatiques. Ces cellules ont été en partie frappées de nécrose de coagulation et de dégénérescence graisseuse.

Les reins eux-mêmes ont aussi été frappés, probablement consécutivement au foie ; on y trouve, en effet, des lésions de glomérulite accompagnées d'une abondante prolifération des cellules épithéliales des tubes excréteurs et de la dégénérescence granulo-graisseuse de ces cellules.

Les deux observations suivantes appartiennent à cette forme très grave et mortelle.

La nommée Angèle G..., âgée de quarante-six ans, ménagère, est entrée à la clinique (salle 6, n° 26), le 18 mai 1901, dans un état véritablement grave. Elle est trop malade pour nous raconter l'histoire de sa maladie, mais, des quelques renseignements que nous avons pu obtenir des personnes qui l'ont amenée, il résulte que, deux jours auparavant, elle aurait eu chaud et froid à l'occasion d'une course rapide qu'elle aurait faite pour aller à l'hôpital des enfants. Dans la journée même, elle a éprouvé une courbature générale, puis vers la nuit, elle a vomi et a eu un frisson très violent. Elle se plaignait aussi d'une vive douleur dans le côté droit de la poitrine, toussait, mais ne crachait que très rarement; ses crachats étaient teintés de sang. Il n'y a pas d'ictère.

Au moment de son entrée, la malade est très rouge, les yeux brillants; elle se plaint d'un grand mal de tête et accuse une soif ardente; elle prend avec avidité un bol de lait qu'on lui présente. Sa température est de 38°5 ; son pouls bat 128; il y a 32 respirations à la minute. L'examen de la poitrine révèle, à droite en arrière, une submatité très prononcée et un violent souffle tubaire aux deux temps de la respiration ; les vibrations thoraciques sont exagérées. Rien en avant.

Le foie déborde les fausses côtes de trois travers de doigt. Son bord supérieur reste dans sa situation normale. Les diamètres de l'organe sont les suivants :

Diamètres verticaux :
- Ligne axillaire. 0m11 1/2
- — mamelonnaire. 0m12 1/2
- — sternale droite. 0m10
- — médiane, ... 0m08
- — sternale gauche. 0m06

Diamètre transversal. 0m29 1/2

La malade n'a pas uriné jusqu'à quatre heures après-midi. A ce moment, on la sonde et on retire environ 150 grammes d'une urine très foncée, qui rapidement laisse déposer beaucoup d'urates. Cette urine filtrée est soumise à la réaction d'Hay. A peine le soufre est-il étalé à sa surface qu'il tombe avec rapidité comme une pluie très abondante au fond du verre. Cette urine contient beaucoup d'albumine (2gr50 par litre), de la glycose (1gr80 par litre), et de l'urobiline en grande proportion. On n'y trouve ni sels biliaires (réaction de Pettenkofer), ni pigments de la bile (réaction de Gmélin). Urée, 32 grammes par litre. Soir : T., 40o2. P., 136. R., 40.

19 mai. — Matin : T., 39o8. P., 120. R., 32. Malgré la diminution de la fièvre, la malade a déliré toute la nuit. Son délire, toutefois, était assez tranquille, de nature professionnelle ; elle parlait du ménage qu'elle avait à faire. La dyspnée est intense ; la malade tousse assez fréquemment ; elle expectore quelques crachats rouillés. Le poumon droit est envahi du haut en bas, en avant comme en arrière. Le foie ne s'est pas modifié. Peu d'urine. (400 c. c.) qui présente les mêmes caractères avec augmentation de l'albumine (2gr80). Soir : T., 39o4. P., 128. R., 32.

20 mai. — Le délire continue plus violent que la veille ; il a fallu attacher la malade dans son lit. La pneumonie persiste et on trouve des râles de congestion dans le poumon gauche. T., 39o2 le matin. P., 134. R., 40. Même état du foie ; mêmes réactions des urines. Je fais pratiquer une saignée de 200 grammes. Soir : T., 38o. P., 120. R., 32.

21 mai. — La malade, qui a encore déliré toute la nuit, se trouve dans un état comateux presque complet. T., 40o. P., 140. R., 40. On trouve un noyau de pneumonie vers la partie moyenne du poumon gauche. Mêmes urines (300 c. c. en 24 heures). Le soir, à quatre heures : T., 41o2. P., 160. R., 48. La mort arrive à huit heures du soir.

Autopsie. — Poumon droit. Il est dur au toucher dans toute son étendue, ne crépite plus ; mais la lésion est bien plus avancée dans le lobe supérieur que dans le lobe inférieur. Dans le lobe supérieur, elle se trouve à la fin de l'hépatisation rouge et au commencement de l'hépatisation grise, tandis qu'elle n'est qu'à l'état d'engouement dans le lobe inférieur

Poumon gauche. — Vers la partie supérieure du lobe inférieur, on trouve un gros noyau occupant le tiers supérieur de ce lobe. Ce noyau est une pneumonie arrivée seulement à la période d'engouement.

Foie. — Il pèse 1,880 grammes. Il est mou, d'une consistance de mastic, et présente à sa surface de petites taches blanchâtres qui pénètrent dans l'épaisseur de l'organe. Ce foie paraît être atteint de dégénérescence graisseuse.

Les reins sont gros (220 grammes le droit, 180 grammes le gauche) et mous. Sur la coupe et à l'œil nu, on ne constate que de la congestion.

Le cerveau est sain. Le cœur est décoloré, petit, 360 grammes. On n'y trouve aucune lésion, soit valvulaire, soit orificielle.

Examen microscopique. Cet examen a été fait par M. Sabrazès, chef du laboratoire des cliniques de la Faculté. Le voici textuellement :

Examen du foie. — La disposition des lobules est restée normale; les capillaires inter-trabéculaires sont très apparents; dans les espaces portes, on trouve des ectasies veineuses avec diapédèse leucocytique qui se propage juqu'à la périphérie des lobules adjacents et qui se retrouve autour des canalicules biliaires. L'infiltration leucocytaire s'accuse même çà et là, dans l'interstice des cellules hepatiques. Ces cellules ne présentent de lésions de nécrose de coagulation qu'au voisinage de quelques vaisseaux portes infiltrés de leucocytes. La plupart des cellules hépatiques ont leur protoplasma rempli de vésicules adipeuses d'inégal volume, vésicules parfois énormes repoussant le noyau à la périphérie. On trouve aussi des vésicules adipeuses libres dans les espaces inter-trabéculaires.

La recherche des microbes dans le parenchyme hépatique est négative.

Cœur. — L'examen du cœur ne dénote ni sclérose périvasculaire, ni sclérose interstitielle, ni dégénérescence graisseuse des fibres. Il est des points où la striation est très nette, d'autres, où elle l'est moins. Les segments musculaires sont dissociés.

Rein. — On est frappé surtout par la dégénérescence granulo-graisseuse des cellules épithéliales des tubes rénaux, aussi bien dans la substance corticale que médullaire. Dans un grand nombre de tubes, les cellules ont proliféré et formé de véritables cylindres épithéliaux élargissant la lumière du tube et distendant ses parois. La réplétion de ces tubes par les cellules épithéliales est telle, qu'en coupe transversale, il en est qui mesurent 60^{mm}90 de diamètre. La graisse, dans les cellules épithéliales, est sous forme de granulations généralement petites. Le bouquet glomérulaire est aussi atteint de dégénérescence granulo-graisseuse, surtout à sa surface. On trouve, en outre, des lésions de glomérulite desquamative.

En somme, ce qui frappe le plus à l'examen de ce rein, c'est, outre des lésions de glomérulite, l'abondante prolifération des cellules épithéliales élargissant et distendant les tubes excréteurs et la dégénérescence granulo-graisseuse de ces cellules.   SABRAZÈS.

La nommée Marie G..., âgée de quarante-huit ans, ouvrière dans une fabrique de conserves alimentaires, est entrée une première fois à la clinique, le 15 novembre 1901, pour une bronchite généralisée.

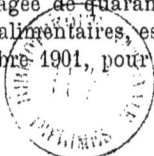

Elle a des antécédents familiaux mauvais ; sa mère aurait succombé à une affection de poitrine qu'elle ne peut préciser; mais sa tante et deux filles de celle-ci, seraient bien mortes de tuberculose pulmonaire, la tante à soixante ans, les filles, l'une à dix-huit ans, l'autre à vingt ans. Pendant ce premier séjour à la clinique, elle toussait beaucoup, avait des signes de bronchite généralisée et a craché quelques filets de sang. Elle est restée trois semaines dans le service, puis fut expédiée à l'hospice des convalescents. Elle était en très bon état. Elle y séjourna pendant vingt-huit jours, puis rentra chez elle. Mais dès le lendemain, elle eut des frissons, de la fièvre et rendit des crachats sanguinolents. Elle resta cependant chez elle trois ou quatre jours, puis, se sentant de plus en plus malade, elle revint à la clinique le 29 janvier 1902.

L'examen fut pratiqué le 30 janvier. La malade est prostrée et se plaint d'une douleur violente dans tout le côté droit du thorax. Elle a de la fièvre (39º2. P., 112), de la polypnée (30). La poitrine donne les signes suivants : à gauche, en avant, sonorité normale, respiration exagérée, un peu rude au sommet ; en arrière, même état. A droite, en avant, exagération des vibrations thoraciques, diminution de la sonorité et du murmure vésiculaire ; en arrière, submatité très prononcée jusqu'à l'angle inférieur de l'omoplate, souffle tubaire sans râles aux deux temps de la respiration. Au-dessous, état normal. Battements du cœur sourds. Le foie déborde les fausses côtes de quatre travers de doigt. Urines peu abondantes, chargées d'urates (450 c. c.). Ces urines contiennent 35 grammes d'urée par litre, des traces d'albumine, de l'urobiline et une petite proportion de sucre (1 gramme par litre). Réaction d'Hay positive et se faisant instantanément. Soir : T., 39º8. P., 120. R., 40.

31 janvier. — Même état du poumon et des urines (400 c. c.). Matin : T., 39º8. P., 120. R., 40.

1er février. — Matin : T., 40º2. P., 128. R., 40. Aucune modifica tion dans l'état du poumon, ni dans les urines (380 c. c.). Soir : T., 40º6. P., 132. R., 40.

2 février. — La malade a déliré toute la nuit. Son délire est professionnel, tranquille; il persiste encore un peu au moment de la visite. Aucun signe de résolution dans la lésion pulmonaire. Matin : T., 40º2. P., 130. R. 40. Soir : T., 40º6. P., 132. R. 42.

3 février. — Le délire a augmenté. Il est devenu furieux; il a fallu attacher la malade dans son lit. Rien de changé du côté du poumon. Urines très rares (150 c. c.). L'albumine a augmenté, 4 grammes par litre; urée, 40 grammes par litre; glycose, 3 grammes; urobiline. Réaction d'Hay positive.

4 février. — Depuis cette nuit, la malade est tombée dans un état semi-comateux. On lui arrache cependant encore quelques paroles. Matin : T., 40º6. P., 140. R., 48. Soir : T., 40º8. P., 148. R. 50. L'état est désespéré et la mort survient le lendemain à sept heures du matin.

Autopsie. — A l'ouverture du corps, on constate que le foie déborde les fausses côtes de quatre travers de doigt; il recouvre toute la région épigastrique et s'avance dans l'hypochondre gauche. Il a la consistance de mastic et sur les coupes apparaît comme atteint d'un début de dégénérescence graisseuse.

Dans le poumon droit, les lobes supérieurs et moyens sont durs au toucher, ne crépitent plus, sauf sur leurs bords antérieurs. Sur la coupe, tout le lobe supérieur est de coloration rouge-grisâtre et dur au toucher. Ce poumon est arrivé à la fin de l'hépatisation rouge et au début de l'hépatisation grise. Le lobe moyen est dur également et rouge; il est à la période de l'hépatisation rouge. Le lobe inférieur est très congestionné, mais il crépite encore.

Le poumon gauche est emphysémateux partout. Au sommet, on trouve trois petites concrétions calcaires.

Il n'y a rien à signaler du côté des autres organes. Le cerveau et les méninges ne présentaient aucune lésion inflammatoire ou dégénérative.

Examen histologique. — Il a été pratiqué par M. Sabrazès, chef du laboratoire de clinique. Le voici textuellement, en ce qui concerne le foie et les reins :

Foie. — Ce foie est très congestionné avec injection de tous les capillaires intertrabéculaires. Les ramifications portes dans les espaces de Kiernan sont gonflées de sang et, autour d'elles, existe une diapédèse parfois très intense. Parmi les vaisseaux intertrabéculaires, il s'en trouve qui sont remplis de leucocytes. Autour des lobules, on trouve aussi des infiltrations leucocytiques au niveau desquelles les cellules hépatiques sont profondément altérées (nécrose de coagulation). En d'autres points existe une dégénérescence graisseuse des cellules; les noyaux des cellules hépatiques se colorent d'une façon exagérée sur les préparations à la thionine (piknose). Parfois, on trouve dans les lobules de véritables traînées de leucocytes suivant le trajet des capillaires. Rien de particulier du côté des voies biliaires. Dans la capsule, on voit, au sein des vaisseaux lymphatiques, des cellules turgides, volumineuses, en voie de prolifération (lymphangite avec périhépatite). On trouve à la surface externe de la capsule de véritables petites fausses membranes, supportant de nombreux leucocytes acuminés. La recherche des pneumocoques sur les coupes du foie permet de constater un petit nombre de ces microbes dans les capillaires intertrabéculaires.

En résumé, il s'agit d'un foie infectieux avec nécrose de coagulation par petits foyers, dégénérescence graisseuse de certains territoires cellulaires et petits nodules inflammatoires, soit dans les espaces portes, soit autour ou à l'intérieur des lobules. Il ne s'agit pas d'une dégénérescence massive de l'organe, mais de lésions frappant çà et là quelques cellules ou amas cellulaires.

Rein. — Le rein présente des lésions de congestion péritubulaire très accusées, ainsi que glomérulaire avec multiplication des cellules de revêtement des glomérules. De plus, il existe des exsudats albumineux dans la capsule de Bowmann avec desquamation de l'épithélium capsulaire. Les cellules épithéliales des tubes contournés sont abrasées à leur extrémité libre. On trouve çà et là des cylindres hyalins, mais en petit nombre. Çà et là, quelques mastzellen. On ne trouve pas de pneumocoques dans les coupes.

Les observations qui précèdent montrent bien l'existence de l'insuffisance hépatique sans ictère au cours de la pneumonie, insuffisance déjà connue, du reste, par de nombreux travaux antérieurs, notamment par ceux de Gilbert et Grenet, Tissier, Carrière, Granet, Roger et Gaume, et de nombreux autres auteurs. Cette insuffisance nous est démontrée par la réaction d'Hay, qui n'a jamais manqué chez nos pneumoniques, par la présence de l'urobiline dans l'urine, par la glycosurie que nous avons trouvée dans presque tous nos cas, et par l'albuminurie. Il est de toute évidence que les principales fonctions hépatiques sont troublées dans ces cas, que le foie perd à la fois les fonctions qui se rapportent à la glycogénie animale et celles qui ont trait à son pouvoir antitoxique. Dans ces cas, le foie laisse-t-il passer le sucre par anhépatie ou par hyperhépatie, pour employer les expressions de MM. Gilbert, Weil et Lereboullet, c'est ce qu'il est difficile de dire dans l'état actuel de la science, bien que le foie soit augmenté de volume dans ces cas de pneumonie. La présence de l'urobiline qui, suivant les expressions de Hayem et Tissier, doit être considérée comme le pigment du foie malade, indique bien la déviation fonctionnelle du foie. Quant à l'albuminurie, elle paraît dépendre plus spécialement de l'influence du trouble hépatique sur le rein. En effet, il y a longtemps déjà que Murchison a montré que « le foie et le rein sont intimement liés par leurs fonctions, et que le trouble de l'un de ces organes peut amener le dérangement de l'autre. » De plus, les travaux de Mossé, Huchard, Bouchard, Rendu, Charrin, Hanot, Gaucher, Lancereaux et H. Mollière ont permis de présager que l'une des conséquences de l'insuffisance hépatique était l'action exercée sur le rein et susceptible d'y déterminer des altérations histologiques. Ces altérations, du reste, ont été mises en évidence par Gouget, qui, en injectant les principes anormaux éliminés par l'urine des hépatiques, a obtenu des lésions de l'épithélium des tubes contournés et des branches ascendantes de Henle. L'apparition de l'albuminurie chez nos pneumoniques est donc facile à comprendre, et il est de toute probabilité aussi que, dans les cas mortels que nous avons observés, la lésion rénale était au moins en partie consécutive à la lésion du foie.

Mais quelle est l'origine immédiate de cette insuffisance hépatique dans la pneumonie? Peut-on incriminer une action microbienne sur le parenchyme hépatique? Peut-être, dans certains cas. En effet, dans notre dernière observation, le pneumocoque a été trouvé sur les coupes histologiques dans les capillaires intertrabéculaires et, dans cinq cas sur trente, M. Grenet rapporte qu'une ponction faite dans le foie pendant la vie a donné du sang dans lequel la culture a déterminé l'apparition du pneumocoque. Mais il convient d'ajouter que ces faits sont rares et que, dans l'immense majorité des cas, le microbe de la pneumonie ne se rencontre ni pendant la vie, ni après la mort, dans le parenchyme hépatique. Il en serait tout autrement dans la septicémie expérimentale pneumococcique. Chez les animaux, à qui il a inoculé cette septicémie dans le tissu cellulaire ou dans les veines, M. Grenet a toujours trouvé le pneumocoque dans le foie. Il en a été de même quand l'inoculation a été faite soit dans le poumon, soit dans la trachée.

Les toxines microbiennes peuvent bien jouer un rôle dans la production de l'insuffisance hépatique avec ou sans lésions du foie. On sait que chez les pneumoniques des toxines sont éliminées par le rein. MM. Lépine et Guérin ont trouvé dans les urines de ces malades des alcaloïdes toxiques, surtout abondants au moment de la défervescence, et MM. Roger et Gaume ont montré que les urines des pneumoniques ont un pouvoir toxique plus élevé au moment de la crise et que cette hypertoxicité est due à l'existence de poisons anormaux dont la nature chimique n'est pas encore déterminée.

Mais connaissons-nous la raison qui amène l'insuffisance hépatique chez tel sujet en particulier? En relevant les antécédents et les habitudes des malades que nous avons observés, il nous est difficile de répondre à cette question. Nous n'avons pas pu obtenir de renseignements sur les deux pneumoniques mortes dans notre service. Le malade que j'ai vu avec mon collègue le professeur Moussous était un arthritique, fils de goutteux, ayant souffert de dyspepsie pendant plusieurs années. Peut-être son foie était-il prédisposé. Pour l'autre malade, qui a eu du délire, bien qu'il nous ait nié toute habitude alcoolique, peut-être en raison de sa profession de charbonnier et de camionneur, pouvions-nous avoir des doutes. J'en dirai autant du malade qui a eu une insuffisance hépatique légère. Il était employé dans un hôtel et, par conséquent, exposé à faire quelques excès de boisson. Il n'est donc pas téméraire de penser que le foie ait pu présenter une disposition morbide plus spéciale chez ces sujets, soit en raison de quelques habitudes alcooliques, soit en raison des troubles antérieurs des fonctions digestives.

Le diagnostic de l'insuffisance hépatique pourra être fait de bonne heure. Il convient de prendre l'habitude de rechercher la réaction d'Hay chez tous les pneumoniques et de la rechercher dès le premier examen du malade. Cette réaction est de la plus grande facilité et elle indique bien l'existence d'un trouble dans les fonctions du foie. En même temps, on examinera le foie avec attention, et par la palpation et par la percussion, en se rappelant que ce n'est que vers le troisième jour qu'en général on constate l'augmentation de son volume. Enfin, l'analyse des urines, en révélant l'existence de l'urobilinurie, de la glycosurie, de l'albuminurie, complétera le diagnostic. Mais ici il faut bien savoir qu'il n'est pas nécessaire de trouver du sucre et de l'albumine dans les urines pour affirmer l'insuffisance hépatique. La réaction d'Hay et l'urobilinurie suffisent pour établir le diagnostic. Même dans les cas de pneumonie terminée par la mort, il a pu se faire que les urines ne contiennent autre chose que de l'urobiline. Dans ces urines, on trouve souvent aussi le pigment rouge-brun, qui est un signe d'insuffisance hépatique également. Chez les malades que j'ai rencontrés, il n'existait pas dans la sécrétion urinaire.

Le pronostic de l'insuffisance hépatique dans la pneumonie doit toujours être considéré comme très sérieux. Quand cette insuffisance s'accompagne des lésions hépatiques que nous avons signalées, elle est mortelle, et dans ces cas les sujets très souvent meurent non pas de leur pneumonie, mais bien de l'insuffisance de leur foie. Quand elle donne lieu au délire et qu'elle affecte la forme grave, il faut réserver le pronostic, car rien ne nous indique si l'insuffisance n'ira pas jusqu'à la forme très grave.

Le traitement doit consister en une médication capable de favoriser les fonctions de la glande hépatique. Les alcalins et le salicylate de soude seront prescrits. C'est à eux que nous avons eu recours dans les cas dont nous avons rapporté les observations.

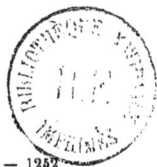

Toulouse, imp. ÉDOUARD PRIVAT, rue des Tourneurs, 45. — 1252

152

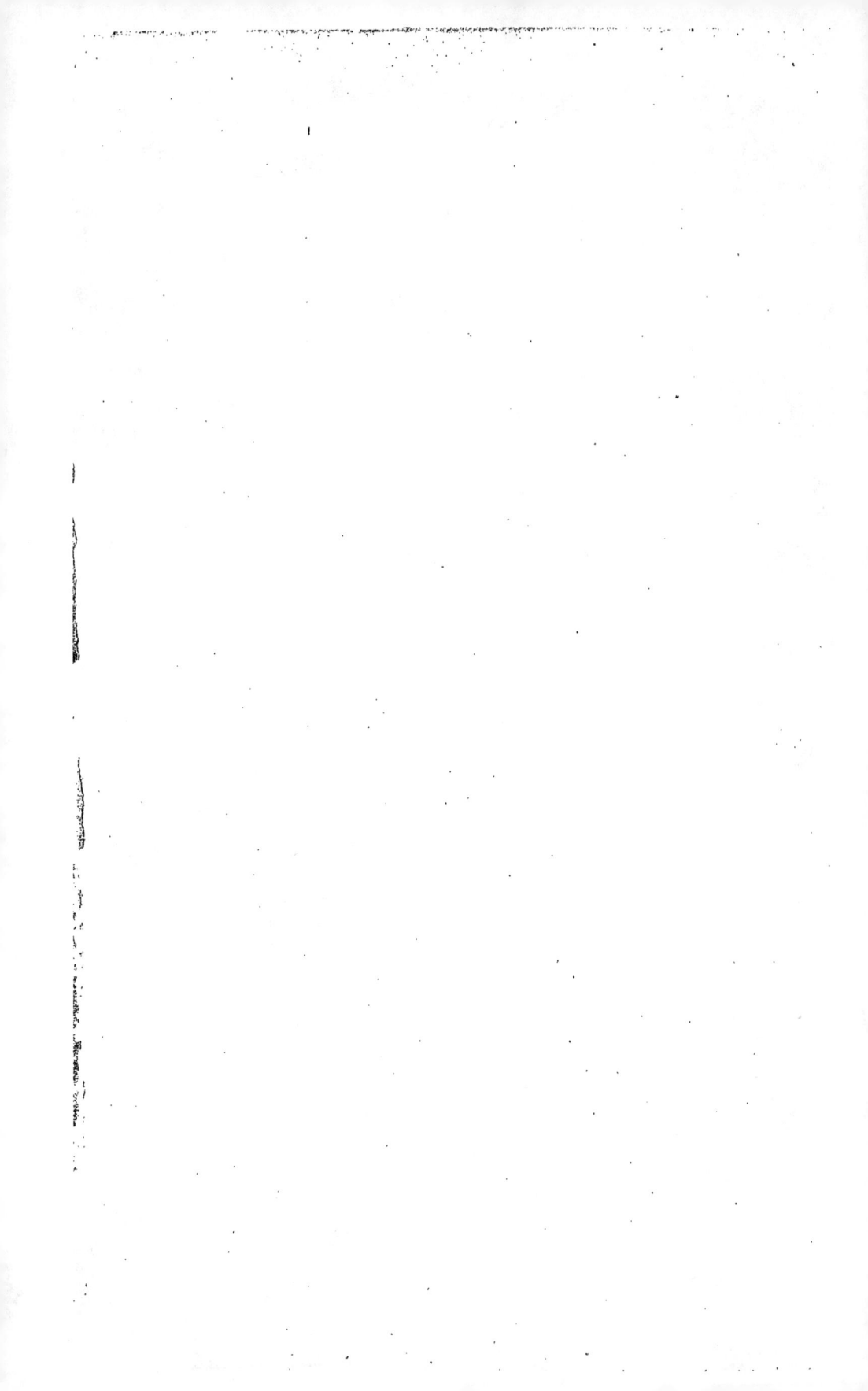

www.ingramcontent.com/pod-product-compliance
Lightning Source LLC
Chambersburg PA
CBHW060507200326
41520CB00017B/4936